DES INDICATIONS

ET

LES CONTRE-INDICATIONS

DE LA RÉUNION IMMÉDIATE

APRÈS LES AMPUTATIONS DES MEMBRES

ET LES OPÉRATIONS EN GÉNÉRAL

PAR

G. BROUZET

Docteur en médecine, Lauréat et Membre titulaire de l'Académie nationale Agricole,
Manufacturière et Commerciale de Paris, Membre correspondant de la Société
Impériale de Médecine de Marseille, et de la Société de Médecine
et de Chirurgie pratiques de Montpellier, Membre
de la Société d'Agriculture du Gard, etc.

NIMES

IMPRIMERIE ROGER & LAPORTE

Place Saint-Paul, 5

1866

A LA SOCIÉTÉ IMPÉRIALE DE MÉDECINE

DE MARSEILLE

G. BROUZET.

DES INDICATIONS ET DES CONTRE-INDICATIONS

DE LA RÉUNION IMMÉDIATÉ

APRÈS LES AMPUTATIONS DES MEMBRES

ET LES OPÉRATIONS EN GÉNÉRAL

PUBLICATIONS SCIENTIFIQUES

du Docteur BROUZET

1° **Mémoire** sur la ligature des artères dans le traitement des anévrismes.

2° **Clinique** chirurgicale du professeur Serre.

3° **Lettre** médico-chirurgicale ; Mémoire couronné par la Société Impériale de Médecine de Marseille.

4° **Notice** sur les eaux minérales de Vergèze (Gard).

5° **Recherches** sur les maladies des vers à soie ; Mémoire couronné par l'Académie nationale, agricole, manufacturière et commerciale de Paris; honoré d'une lettre de S. Exc. M. le Ministre de l'Agriculture et de S. M. l'Empereur.

DES INDICATIONS

ET

DES CONTRE-INDICATIONS

DE LA RÉUNION IMMÉDIATE

APRÈS LES AMPUTATIONS DES MEMBRES

ET LES OPÉRATIONS EN GÉNÉRAL

PAR

G. BROUZET

Docteur en médecine, Lauréat et Membre titulaire de l'Académie nationale Agricole,
Manufacturière et Commerciale de Paris, Membre correspondant de la Société
Impériale de Médecine de Marseille , et de la Société de Médecine
et de Chirurgie pratiques de Montpellier, Membre
de la Société d'Agriculture du Gard , etc.

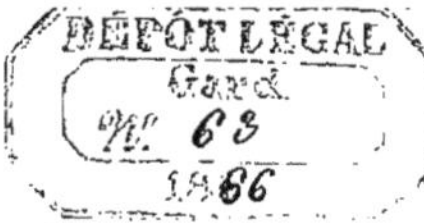

NIMES

IMPRIMERIE ROGER & LAPORTE

Place Saint-Paul, 5

1866

Il existe encore des contestations, parmi les
Chirurgiens, sur le mode de pansement qu'on
doit employer après les amputations des membres
et les grandes opérations en général. Tous reconnaissent cependant que les pansements sont une
des parties les plus importantes de la chirurgie,
tous reconnaissent qu'un pansement fait avec soin
diminue les douleurs de l'opéré et hâte la cicatrisation.

Or, les méthodes de pansement, après les amputations, peuvent être réduites aux suivantes :

1° Les Chirurgiens allemands, et à leur exemple
quelques Chirurgiens français, rejettent les points
de suture, et se bornent à l'usage des bandelettes
agglutinatives : l'amputation terminée, les artères
liées avec soin, les lèvres de la plaie sont main-
tenues en contact par du sparadrap. Cet appareil
bien simple, qui a l'avantage de laisser le moi-

gnon toujours à nu, est recouvert pendant plusieurs jours, d'une compresse imbibée d'eau froide
fréquemment renouvelée, afin de diminuer la
douleur et de combattre les accidents inflammatoires locaux, qui ne tardent pas à se manifester.
Dès que la fièvre a diminué et que la suppuration
commence à s'établir, les compresses imbibées
d'eau froide sont remplacées par des linges trempés dans l'eau chlorurée.

2° Les Opérateurs de Paris, contrairement à
ceux de Montpellier, rejettent aussi les points de
suture et se contentent des bandelettes de sparadrap. Lorsque l'amputation est faite, et qu'ils ont
mis un obstacle à la sortie du sang, par les ex-
trémités des vaisseaux divisés, ils réunissent les
lèvres de la plaie, et les maintiennent réunies, les
uns avec deux ou trois points de suture, les autres
avec des bandelettes agglutinatives. Sur ces bandelettes, à Paris comme à Montpellier, on met
un grand plumasseau enduit de cérat et, sur ce
plumasseau, une poignée de charpie sèche. Des
compresses longuettes qui se croisent à angle
droit sur le moignon, sont placées sur cette charpie et assujetties au moyen d'une ou plusieurs

bandes roulées, avec lesquelles on fait des circulaires sur le membre et autour du moignon.

3° Enfin , il est des Chirurgiens qui pensent
(*Sabatier*), qu'après les amputations, chez des su-
jets qui ont été soumis pendant longtemps à des
suppurations abondantes, il est imprudent de pratiquer la *réunion immédiate* , et qu'il est préféra-
ble de livrer le moignon à la suppuration, dont
la brusque suppression favorise le développement
d'abcès latents, observés si souvent alors dans les
plèvres, le foie et d'autres parties intérieures du
corps.

En conséquence, dès que l'opération est terminée et que les artères ont été liées, ils couvrent
la plaie avec des boulettes de charpie accumulées
les unes sur les autres ; ils mettent par-dessus
un plumasseau et soutiennent le tout avec des
compresses longues et étroites, qui se croisent
sur le moignon, et avec une bande dont les cir-
convolutions multiples assujettissent et affermis-
sent cet appareil.

Ces trois méthodes, essentiellement différentes,
ont pour apôtres des hommes également recom-

mandables. Aussi le jeune chirurgien qui débute dans l'art, et qui prend l'instrument pour la première fois, éprouve-t-il un singulier embarras, d'autant plus que n'étant ni l'inventeur, ni l'apologiste d'aucun de ces procédés, il lui est indifférent de donner la préférence à l'un plutôt qu'à l'autre. Pour sortir de cette alternative, j'ai fait des expériences comparatives, et j'apporte mon grain de vérité sur une question qui ne me paraît pas dépourvue d'intérêt.

Ce Mémoire sera divisé en trois parties : dans la première et dans la seconde partie, qui ont été déjà publiées dans la *Revue médico-chirurgicale* de Paris, dirigée par M. Malgaigne, professeur à la Faculté de Médecine, et dans la *Gazette médicale* de Montpellier, dirigée par M. Chrestien, professeur agrégé, je rapporterai une série d'amputations et d'opérations diverses dans lesquelles j'ai employé tour à tour : *la réunion immédiate*, l'eau froide, les points de suture et *la réunion médiate*.

Dans la troisième partie, je me propose de discuter expérimentalement la valeur respective de chacun de ces modes de pansement.

DES INDICATIONS ET DES CONTRE-INDICATIONS

DE

LA RÉUNION IMMÉDIATE

APRÈS LES AMPUTATIONS DES MEMBRES

ET LES OPÉRATIONS EN GÉNÉRAL

PREMIÈRE PARTIE

PREMIÈRE OBSERVATION

Violente contusion sur le pied et sur l'articulation tibio-tarsienne. — Gangrène. — Amputation de la jambe. — Réunion immédiate — Pansement avec l'eau froide et l'eau chlorurée. — Guérison complète le vingtième jour.

Cottin, chef de train, âgé de trente-deux ans, employé dans l'administration des chemins de fer du Gard, au moment de partir de Nimes pour les mines de la Grand'Combe, plaça son pied sur les rails, sans s'apercevoir que le mécanicien

avait donné le mouvement au convoi, et la roue
d'un wagon vide passa sur la jointure tibio-tarsienne gauche. Je ne pus voir le malade que trois
heures après l'accident : Un gonflement considérable du pied, de l'articulation et de la jambe
était déjà survenu ; cependant *la peau* était partout
conservée, les douleurs étaient tolérables, les os
ne paraissaient point fracturés. Je prescrivis cinquante sangsues, des irrigations d'eau froide sur
les parties contusionnées, la diète, et de la tisane
d'orge pour boisson.

Malgré l'énergie de ce traitement, la fièvre de-
vint très-violente pendant les premiers jours, né-
cessita une saignée au bras, et l'application de
nouvelles sangsues sur la jambe. Tout à coup les
douleurs cessèrent ; les parties atteintes par la
roue du wagon devinrent insensibles et noires,
une gangrène totale du pied se manifesta. L'amputation étant indispensable, je la pratiquai en
présence de l'honorable M. Fontaine, le 6 décembre 1844, de la manière suivante :

Le cours du sang préalablement suspendu dans
le membre, par la compression de l'artère crurale,
je me plaçai au côté externe de la jambe, et j'incisai la peau circulairement à cinq travers de doigt
au-dessous de la tubérosité antérieure du tibia.
Dès qu'elle fut disséquée et renversée de bas en
haut, je coupai les chairs au niveau de la base du
pli formé par la peau : conformément au précepte
de quelques opérateurs, je sciai le péroné le pre-

mier, et je m'appliquai à donner à la partie
antérieure de l'extrémité du tibia, une forme
arrondie : les artères furent liées avec soin ; je
ramenai sur la surface de la plaie lavée et nettoyée,
la peau dont les lèvres furent réunies avec des
bandelettes de sparadrap perpendiculairement au
ligament interosseux. Le malade fut apporté dans
son lit, et je plaçai sur le moignon une compresse
imbibée d'eau froide *(Diète, potion calmante, ti-*
sane d'orge).

Il serait fastidieux maintenant de suivre le malade jour par jour, d'autant plus que les suites
de cette amputation furent des plus heureuses, et
exemptes de toute espèce d'accident.

Le lendemain de l'opération, le malade était
très-bien ; il avait dormi presque toute la nuit, et
ne s'était réveillé que pour demander à son gar-
dien de renouveler l'eau froide dès que la compresse mouillée commençait à s'échauffer. La
réaction était très-modérée, le moignon était
gonflé, de manière à ce que les lèvres de la plaie
se touchaient, et étaient exactement appliquées
contre les chairs *(Deux bouillons; continuation des*
irrigations d'eau froide).

Le quatrième jour, je jugeai à propos de rem-
placer les bandelettes ; la plaie était dans l'état le
plus satisfaisant ; une légère suppuration se manifesta par les fils à ligature qui se détachèrent.
Les accidents inflammatoires locaux étant presque
nuls, je remplaçai l'eau froide par l'eau chlorurée,

dont j'avais apprécié les excellents résultats dans la pratique de M. le docteur Fontaine *(Deux soupes ; vin)*.

Le 18, la réunion immédiate était complète.

Le 22, le malade se leva pendant quelques heures, et le 30, il essayait de marcher avec une jambe de bois qu'un de ses camarades lui avait prêtée. Ce jeune homme est actuellement employé au bureau des voyageurs, à Alais.

DEUXIÈME OBSERVATION

Broiement de la jambe droite par les roues de plusieurs wagons chargés de houille. — Amputation. — Réunion immédiate. — Pansement avec l'eau froide et l'eau chlorurée. — Guérison le vingt-cinquième jour.

—

Le 22 avril 1846, un jeune homme de quinze ans, nommé Eugène Cure, doué d'une bonne constitution, graisseur, employé dans l'administration des mines de la Grand'Combe, et des chemins de fer du Gard, se laissa tomber en voulant monter sur un wagon à houille, au moment où le convoi s'élançait : sa jambe droite se trouva engagée entre les roues des wagons et fut horriblement broyée ; les muscles, les artères, les nerfs, étaient déchirés ; les os de la jambe et du pied brisés en une infinité de fragments.

L'accident ayant eu lieu à la station de Nozières, le blessé fut transporté à Nimes; mais pendant le trajet qui dura deux heures, il perdit une énorme quantité de sang. Lorsque je le vis, il était évanoui, exsangue; le pouls était à peine sensible.

L'amputation de la jambe étant le seul moyen de conserver une vie prête à s'éteindre, je me décidai, presque à regret, je l'avoue, à la pratiquer sur-le-champ. Toutes les mesures furent prises pour que le blessé ne perdît pas les quelques gouttes de sang qui lui restaient. L'artère crurale étant parfaitement comprimée dans l'aine, je fis une incision circulaire à la peau, à deux travers de doigt environ au-dessous de la tubérosité antérieure du tibia; je disséquai suffisamment les téguments pour en recouvrir toute la surface de la plaie, les chairs furent ensuite divisées jusqu'aux os, dont la section ne présenta rien de particulier.

Les artères étant liées, la plaie bien nettoyée, je fléchis le moignon, je ramenai la peau sur la plaie; six bandelettes de sparadrap suffirent pour ajuster exactement les lèvres de l'incision. Le malade fut couché dans un lit préalablement réchauffé.

Sa faiblesse était extrême; tous ses membres étaient glacés; pendant l'opération, il avait poussé quelques gémissements qui furent à peine entendus par les assistants; syncopes fréquentes (*Application de linges chauds sur tout le corps, quelques cuillerées de vin, potion tonique*).

Le **25**, à deux heures du matin, douze heures après l'opération, le refroidissement continuait ; les lèvres étaient décolorées et à huit heures du matin seulement, la chaleur commença à se manifester, et la réaction s'établit (*Irrigations d'eau froide, bouillon, vin).*

Le **25**, le jeune malade se plaint de douleurs très-vives dans le moignon ; cependant il a dormi presque toute la nuit ; coliques, une légère suppuration mouille l'appareil ; je remplace les bandelettes (*Eau de pruneaux ; pansement avec l'eau chlorurée).*

Le **27**, à minuit, on vint m'appeler. Cure éprouvait des coliques atroces, poussait des cris et s'agitait dans son lit. Comme il n'y avait aucune trace d'inflammation de l'estomac, ni des intestins, je présumai que ces coliques provenaient d'aliments mal digérés. Le patient avait mangé des escargots quelques heures avant l'accident ; en conséquence, je prescrivis deux onces d'huile de ricin. Trois heures après, le malade rendit une grande quantité de matières fécales, et les douleurs abdominales disparurent pour toujours.

Le **28**, l'opéré est très-tranquille ; le ventre n'est nullement douloureux à la pression *(Soupe, matin et soir).*

29, **30**, 1er mai, même état ; même pansement. Tous les deux jours je renouvelle les bandelettes, et des linges imbibés d'eau chlorurée sont constamment maintenus sur le moignon.

5, 4, 5 mai, la plaie est réunie dans les deux tiers de son étendue; suppuration très-peu abondante; les ligatures des artères se détachent.

Le 7, Cure a passé une nuit agitée; le temps a été à l'orage : du reste, le moignon est presque complètement cicatrisé, la suppuration est considérablement diminuée.

8, 9, 10, 11, son état est des plus satisfaisants; il a passé une partie de la journée à jouer.

Le 15, la cicatrisation est parfaite; le malade sort de sa chambre et je suspends mes visites.

TROISIÈME OBSERVATION

Broiement du poignet droit par plusieurs roues de wagons. — Amputation de l'avant-bras. — Réunion immédiate. — Pansement avec l'eau froide et l'eau chlorurée. — Guérison le huitième jour.

Un jeune homme de vingt ans, nommé Tissot, graisseur, employé dans la compagnie des chemins de fer du Gard, se laissa tomber sur les rails, pendant que le convoi était lancé. Les roues de vingt wagons, chargés chacun de 4,000 kilog. de houille, passèrent sur son poignet et sa main droite qui fut mise en lambeaux; la jambe gauche fut aussi violemment contusionnée par le foyer de la locomotive. L'amputation de l'avant-bras était inévitable : je la pratiquai de la manière suivante :

Le malade étant assis sur une chaise, l'avant-bras soutenu dans une position horizontale, par un aide qui suspendit le cours du sang dans le membre, en exerçant une compression méthodique sur l'artère humérale ; je me plaçai au côté interne et j'incisai circulairement la peau, à quatre travers de doigt au-dessus du poignet : je la disséquai soigneusement jusqu'à l'endroit où je m'étais proposé de faire la section des chairs et des os, qui furent sciés en même temps. Ce jeune homme étant doué d'un courage remarquable et d'une grande docilité, ces diverses phases de l'opération furent exécutées très-rapidement.

Le sang s'arrêta sans qu'il fut nécessaire d'appliquer aucune ligature ; il existait dans les deux avant-bras une anomalie des artères cubitale et radiale, dont je n'avais jamais vu d'exemple. Ces deux vaisseaux se subdivisaient, à leur point d'émergence de l'artère humérale, en une infinité d'artérioles, de façon que les battements n'étaient point perçus à la partie inférieure du cubitus, ni du radius. Dès que j'eus bien abstergé le sang qui couvrait la surface de la plaie, avec une éponge fine, je ramenai la peau sur l'extrémité des os, et je la maintins en contact avec les chairs, par quatre bandelettes agglutinatives (*Irrigations d'eau froide, potion calmante, limonade*).

L'opération terminée, les désordres qui existaient dans la jambe fixèrent toute mon attention. Il n'y avait point de fractures des os, mais les déchirures de la peau dans certains points, un gonflement considérable du mollet, un épanchement de sang dans les chairs, me firent craindre une gangrène du membre; aussi, je m'empressai, pour la prévenir, de faire des incisions pour donner issue au sang épanché dans les tissus; je prescrivis, en outre, cinquante sangsues sur le pied, autour de la jointure du genou et sur le mollet.

Le **21**, le moignon de l'avant-bras est dans l'état le plus satisfaisant; point de douleurs; il n'en est pas de même de la jambe qui est énormément tuméfiée; la gangrène me paraît imminente; le malade a passé une nuit affreuse: pouls fréquent, etc. (*Saignées de seize onces; frictions mercurielles*).

Le **22**, autour de la jointure tibio-tarsienne, la peau, violemment meurtrie, est tombée en gangrène, le tendon d'Achille est à découvert. (*Eau chlorurée*).

Les **23**, **24**, la gangrène est bien limitée; des morceaux de peau et de muscles se détachent; une suppuration séro-sanguinolente très-abondante s'établit (*Continuation des irrigations avec l'eau chlorurée, bouillons, vin, potion tonique*).

Le **25**, l'artère tibiale postérieure est à découvert dans l'étendue de un centimètre; je m'attends d'un instant à l'autre, à une hémorragie qui né-

cessite la ligature de l'artère crurale, ou plutôt
l'amputation de la cuisse. Le malade, témoin
d'accidents aussi formidables, est plongé dans une
terreur profonde et atterré par son malheur. La
seule consolation qui soutient son courage, c'est
que l'avant-bras est presque complètement cicatrisé; les bandelettes ont été renouvelées et la
réunion immédiate s'opère sur tous les points,
avec une rapidité vraiment surprenante.

Les 26, 29, faiblesse très-grande; pouls fréquent; on voit battre l'artère tibiale postérieure
à l'œil nu; suppuration excessive; des escarres
gangréneuses se détachent sur tous les points de
la jambe et du pied, qui ne forment qu'une vaste
plaie; mais, à ma grande satisfaction, on voit au-
dessous des parties gangrénées, des bourgeons
charnus, d'un rouge vif et tendant à la cicatrisation. L'avant-bras est complètement guéri
(*Deux soupes, vin*).

Le 30, j'aperçois à peine les battements de
l'artère tibiale postérieure, des bourgeons charnus sont sur le point de la recouvrir, et mes
craintes d'hémorragie sont à peu près dissipées.

Le 1er juillet, le malade est très-faible;
diarrhée, suppuration abondante, mais de bonne
nature (*Décoction blanche; crême de riz, continuation des irrigations avec l'eau chlorurée*).

Le 3, les forces commencent à revenir; la suppuration diminue, la diarrhée a disparu, sommeil
profond (*Deux soupes, vin*).

Le 5, tous les accidents consécutifs de l'inflammation et de la gangrène de la jambe sont dissipés; les plaies marchent avec rapidité vers la cicatrisation qui est complète le 50 août.

QUATRIÈME OBSERVATION

Broiement des deux jambes, par les roues d'une locomotive. —Amputation double simultanée. —Réunion immédiate —Guérison le trente-sixième jour.

Le 24 novembre 1846, à cinq heures du matin, un affreux accident arriva à l'embranchement des chemins de fer de Montpellier et de Beaucaire. Un jeune mécanicien, âgé de vingt ans, nommé Toulouse, venait d'accrocher des wagons à houille, lorsqu'il fut surpris par une locomotive lancée avec une vitesse moyenne. Le tampon l'atteignit à la poitrine, le renversa en travers de la voie ferrée, et les roues lui broyèrent les jambes.

Ses camarades épouvantés et n'ayant pas le courage de lui donner des soins, coururent à Nimes pour demander des secours. Je me rendis sur les lieux en toute hâte; je trouvai ce malheureux baigné dans son sang. Après avoir exercé une compression méthodique sur les artères crurales, je le fis placer sur un brancard et transporter à son domicile.

Là, il me fut plus facile de juger de la gravité de ses blessures : les deux articulations tibio-tarsiennes étaient fracassées et entr'ouvertes ; les os des pieds et de l'extrémité des jambes étaient pour ainsi dire moulus; des esquilles s'enfonçaient dans les parties molles qui étaient meurtries et contuses, avec déchirement des tendons, des nerfs et des aponévroses. En outre de ces désordres, il y avait lésion des artères principales dont l'hémorragie, malgré la compression, allait devenir promptement mortelle.

Bien convaincu que la vie ne pouvait reprendre ses droits dans des tissus complètement désorganisés, je pris sur-le-champ la résolution d'amputer les deux jambes. Mon malheureux malade, en victime résignée, acquiesça à tout ce que je jugerais convenable. En conséquence, dès que le jour parut, je pratiquai cette double amputation au tiers moyen, en commençant par la jambe gauche, afin d'avoir plus de liberté pour amputer la droite.

Après avoir pratiqué l'incision circulaire de la peau, et avoir disséqué les téguments à une hauteur convenable, lorsque je voulus les relever en forme de manchette, j'éprouvai une difficulté insurmontable, parce que le mollet était très-volumineux et la jambe très-fine. Je fus donc obligé d'inciser le bord libre de la manchette cutanée, pour la faire remonter jusqu'au point où je me proposais de couper les muscles.

Le reste de l'opération s'acheva avec rapidité ; je liai les artères avec le plus grand soin, afin d'obtenir une *réunion immédiate* aussi parfaite que possible. Trois ligatures furent portées sur la jambe gauche et quatre sur la droite. J'éprouvai quelque peine à faire la ligature des artères tibiales antérieures qui s'étaient fortement rétractées. Du reste, j'amputai la jambe droite immédiatement après la gauche, et de la même manière, avec l'attention de la couper au niveau de l'autre, par rapport à l'équilibre.

Enfin les plaies étant bien nettoyées avec une éponge fine imbibée d'eau tiède, je ramenai la peau sur leur surface et je l'ajustai exactement, en la maintenant avec des bandelettes de sparadrap (*Diète, potion calmante, tisane d'orge, application sur les moignons de linges trempés dans l'eau froide*).

Depuis que je me livre à la pratique de la Chirurgie, je n'ai pas fait une opération aussi heureuse dans ses suites, que celle dont je raconte l'histoire en ce moment. Je n'ai eu en effet à combattre aucun des accidents consécutifs qui accompagnent ordinairement les amputations, et mettent en danger la vie des opérés, tels que l'hémorragie, le gonflement des moignons, l'abondance excessive de la suppuration, la phlébite, les douleurs violentes, l'état spasmosdique, etc. Les deux plus grands ennemis contre lesquels j'eus à lutter, furent la pluie et le froid : le jeune Toulouse, appartenant à une famille pauvre, était logé sous le toit; j'eus beaucoup de peine à le préserver de la pluie qui tomba par torrents pendant huit jours; à ces pluies abondantes, succédèrent la neige et une température rare dans nos contrées, puisque le thermomètre descendit jusqu'à 7 degrés.

Malgré la rigueur de la saison, la guérison complète a été obtenue en trente-six jours, pendant lesquels je n'ai fait que cinq pansements. Je me hâte de dire, par anticipation, que j'attribue ce beau résultat aux irrigations d'eau froide qui modèrent, en quelque sorte, l'inflammation consécutive des moignons, au gré du Chirurgien, et à la perte considérable de sang que ce jeune homme avait faite, avant que je lui eusse donné mes soins.

Quoiqu'il en soit, les premières nuits furent excellentes, le malade dormit d'un profond sommeil : la réaction s'établit deux heures après l'opération; la fièvre cessa le second jour, ce qui me permit d'accorder du bouillon et du vin. Le quatrième jour, voyant que toutes les fonctions étaient en harmonie parfaite et désireux de soutenir les forces de l'opéré, je prescrivis deux soupes.

Le 30 novembre, je fis le premier pansement; je renouvelai les bandelettes de sparadrap: la peau recouvrait parfaitement toutes les chairs, une cuillerée au plus de pus de bonne nature s'était écoulé de chaque moignon. Etat général excellent ; le malade demande des aliments (*Deux soupes, vin ; les irrigations sont remplacées par des linges trempés dans l'eau chlorurée*).

Le 5 décembre, les bandelettes s'étant un peu relachées, je procédai à un nouveau pansement : six ligatures se détachèrent ; il n'en resta qu'une au moignon droit qui tomba seulement le seizième jour. L'état moral et physique est des plus satisfaisants ; l'opéré mange trois fois par jour avec beaucoup d'appétit ; les nuits sont très-tranquilles.

Le 10 décembre, M. Dubreuil, professeur d'anatomie à la Faculté de médecine de Montpellier, appelé en consultation à Nimes, et M. le docteur Fontaine me font l'honneur de venir visiter mon malade, et sont surpris de le trouver en pleine voie de guérison, et complètement hors de danger. Suivant le conseil de ces deux honorables chirurgiens, je suspends les irrigations d'eau chlorurée et j'enveloppe les moignons dans des bas recouverts de coton, afin de les préserver du froid qui est excessif.

Le vingtième jour de l'opération, je fais lever le malade et il reste assis sur une chaise pendant huit heures ; sa nourriture se compose de deux soupes, deux côtelettes et un demi-litre de vin par jour.

A partir de cette époque, la suppuration a toujours été en diminuant. Elle était presque nulle le 21, lorsque je fis un cinquième et dernier pansement. Le 30 décembre, la guérison était complète.

Je viens de rapporter un de ces cas graves qui se présentent rarement, et mettent à une bien dure épreuve la thérapeutique chirurgicale, en faisant peser sur l'opérateur une immense responsabilité. Cependant en présence de désordres aussi étendus et dans des circonstances si périlleuses, l'hésitation me paraît une imprudence, et la timidité un crime. En effet, reculer devant l'opération, ou chercher à conserver des membres dilacérés et broyés; exposer ainsi un malheureux à des souffrances inouïes et à une mort certaine et inévitable, n'est-ce pas enfreindre les règles d'une saine chirurgie et les droits sacrés de l'humanité?

Ces principes ne sont point partagés par tous les chirurgiens, et la question des doubles amputations, coup sur coup, n'est pas encore entièrement résolue. En fouillant dans les annales de la science, j'ai été surpris de rencontrer une grande divergence dans les opinions: si donc les savants mémoires qui ont été écrits sur cet important sujet, avaient été présents à ma pensée le 24 novembre, je serais probablement resté indécis sur le parti qu'il était avantageux de prendre et, à l'exemple de beaucoup d'autres chirurgiens, je me serais peut-être abstenu d'opérer.

Chose digne de remarquer, Delpech, Dupuytren, Sabatier, ne s'expliquent pas dans leurs ouvrages, sur les amputations simultanées coup sur coup. Il est même probable que ce dernier n'en aurait pas été partisan, si l'on en juge d'après ce passage de sa *Médecine opératoire*, dans lequel il conseille de différer l'amputation jusqu'après la cessation des accidents primitifs.

« Cette méthode, dit-il, procure des succès
» nombreux, pendant que le plus grand nombre
» des amputations que l'on fait promptement en
» manquent. On sait en effet que de deux person-
» nes amputées immédiatement après l'accident,
» il en périt deux. »

Boyer proscrit de la manière la plus formelle les amputations doubles.

« L'existence simultanée de plusieurs tumeurs
» blanches, dit le professeur de Paris, ayant leur
» siége dans de grandes articulations, comme les
» genoux, les coudes, etc., détournera toujours
» un chirurgien prudent d'entreprendre l'amputa-
» tion; car si la maladie est portée à son plus
» haut degré dans l'une et l'autre articulation,
» on sera dans la nécessité de pratiquer deux
» amputations, et il n'est pas probable que le
» malade puisse survivre à cette double mutila-
» tion (¹). »

MM. Velpeau et Vidal de Cassis regardent le succès des amputations simultanées comme fort problématique, et établissent en principe qu'on ne doit amputer que les deux mains ou les deux

______

(¹) *Traité des Maladies chirurgicales, et des opérations qui leur conviennent;* tome IV, page 555.

pieds, mais qu'il n'est pas prudent d'aller plus loin.

« Il est des contre-indications à l'amputation, » dit M. Vidal, fournies par la trop grande gra- » vité du mal. Il est vrai que, dans ces cas, si » on n'ampute pas, le malade est voué à une » mort certaine. Mais alors si on ne sauve pas le » malade, on ne compromet pas l'honneur de » l'art; on ne grossit pas encore le chiffre déjà » fort respectable de nos revers. *Ainsi, si deux* » *membres sont brisés au point de nécessiter deux* » *amputations sur le même sujet*, doit-on les am- » puter tous les deux le même jour? Je sais qu'il » est des chirurgiens qui répondraient par l'affir- » mative...... En principe, je ne pense pas qu'on » doive admettre une pareille pratique. Il a été » fait des exceptions. *Ainsi, on pourrait amputer* » *les deux mains ou les deux pieds, mais qu'on* » *n'aille pas plus loin*, et qu'on ne justifie pas » l'opinion commune qui veut que les chirur- » giens ne demandent qu'à couper, et qu'ils sont » au comble de leur joie quand, les ciseaux à » la main, ils peuvent tailler en plein drap (1). »
» J'ai eu à pratiquer une double amputation, » continue M. Vidal de Cassis, pendant que je » faisais le service de l'hôpital Necker. C'était sur » un ouvrier des chemins de fer; il eut un bras

(1) *Traité de Pathologie externe et de médecine opératoire*, t. v, p. 824.

» et une cuisse broyés par les wagons. Je désar-
» ticulai le bras et amputai la cuisse, et cela dans
» une très-courte séance ; laquelle séance restera
» longtemps gravée dans ma mémoire ! Le malade,
» cependant vécut plus de quinze jours, mais
» j'eus la douleur de le perdre au moment où la
» cicatrisation allait se compléter sur les deux
» moignons. »

Larrey est le seul qui conseille les amputations doubles coup sûr coup :

« Si les blessures qui lèsent deux membres à
» la fois sont de nature à exiger l'amputation, on
» ne doit pas craindre de les amputer toutes deux
» immédiatement, sans laisser d'intervalle (1). »

Telle est l'opinion des auteurs sur les amputations doubles. Je demande pardon à ceux qui me feront l'honneur de me lire, de mêler mon nom obscur parmi tant de noms illustres; mais il me semble, et l'expérience démontre que Boyer et MM. Velpeau et Vidal de Cassis ont posé des principes trop absolus, capables de jeter le découragement et l'indécision dans l'âme du jeune chirurgien, et susceptibles, par conséquent, d'une rectification complète. En effet, quel est celui qui, après avoir médité les passages déjà cités, osera entreprendre l'amputation simultanée de deux membres ? Cependant, on voit quelquefois des malheureux atteints de deux tumeurs blanches ou

(1) *Mémoires de chirurgie militaire*, t. ii, p. 478.

ayant deux grandes articulations fracassées, voués à une mort certaine si le mal est abandonné à lui-même ; qui éprouvent des douleurs atroces et demandent l'opération avec instance : faut-il leur refuser la seule chance de salut qui leur reste? Non; et c'est le cas d'appliquer l'adage : *Melius anceps remedium quam nullum.*

D'ailleurs quel est le médecin qui connaît toutes les ressources de la nature? C'est pour en avoir douté que pendant longtemps nos devanciers ont reculé devant des opérations qui font aujourd'hui l'honneur de la chirurgie. La ligature de la sous-clavière, de la carotide, de liliaque externe, la désarticulation de la cuisse, voilà cependant des conquêtes glorieuses qui ont arraché bien des victimes à la mort.

Je pense donc, contrairement à ces trois grandes autorités, qu'il ne faut pas craindre d'avoir recours à l'amputation double toutes les fois qu'elle est indiquée, soit pour des affections chroniques, soit pour des lésions traumatiques des membres ou des articulations.

Maintenant, dans le cas de traumatisme, est-il plus convenable d'opérer sur-le-champ ou d'attendre la disparition des accidents primitifs ? Je ne rappellerai pas ici les mémoires et les discussions de Faure et de Boucher; cette question, aujourd'hui, n'est plus indécise, et tous les chirurgiens admettent que, lorsque l'amputation est jugée nécessaire, il faut la pratiquer sans délai.

Une double amputation étant donnée, est-il
rigoureusement nécessaire, comme le veut Larrey,
de couper les deux membres immédiatement sans
laisser d'intervalle? Non. Moins absolu que ce
célèbre chirurgien, et rentrant ici un peu dans
les vues de M. Vidal de Cassis, je crois, avec M. le
professeur Dubreuil, que si, après la première
opération, le malade est plongé dans un état de
stupeur ou de commotion considérable, ou s'il
est doué d'un tempéramment nerveux, sa sensibilité exaltée peut et doit faire retarder la seconde.
Il ne faut, en effet, jamais oublier qu'il y a des
pertes nerveuses comme des pertes sanguines, et
que la douleur tue aussi promptement que l'hémorragie.

Plusieurs praticiens dont le nom fait autorité,
MM. Dubreuil et Serre, de Montpellier, Bonnet,
de Lyon, J. Guérin, Malgaigne et Blandin, de
Paris, Fergusson, de Londres, m'ont fait l'honneur de m'écrire ; leurs lettres, que je garde
comme un précieux encouragement, viennent
confirmer les idées que j'ai émises ci-dessus. Je
me décide à les publier, non par un vain sentiment
d'amour-propre, j'avoue que ces considérations
terrestres ne me touchent plus, mais parce que
l'opinion des maîtres de la science m'a paru élu-
cider un point de doctrine chirurgicale qui ne l'est
pas suffisamment dans les traités de chirurgie,
même les plus modernes.

Voici ces lettres :

Montpellier, le 24 décembre 1846.

Mon cher Confrère,

Je vous félicite de grand cœur du beau succès que vous venez d'obtenir, et qui mérite un juste retentissement scientifique; ce fait prouve, sans réplique, que les auteurs qui ont rejeté la double amputation coup sur coup, ont été dans l'erreur ou tout au moins trop absolus.

Il ne faudrait pas conclure, contrairement, que toujours, et sur tous les individus, la double opération pratiquée spontanément est indiquée. Ainsi, par exemple, chez un sujet très-nerveux, la sensibilité exaltée après la première opération, peut et doit retarder la seconde, si l'on ne veut s'exposer à un état spasmodique même consécutif qui peut devenir mortel.

En somme, tout praticien se trouvant dans une circonstance semblable à celle où vous avez si consciencieusement pris un parti énergique, devra suivre votre exemple; quant à moi, je n'aurai garde d'y manquer. Je n'ai pas, dans ma pratique, même de chirurgien de marine, trouvé l'occasion d'une double amputation instantanée.

En publiant votre observation, et posant le principe de la double amputation coup sur coup, posez aussi l'exception pour ne pas être absolu, comme ceux que vous devez combattre.

Je vous autorise à dire qu'ayant vu l'opéré peu de jours après l'accident, j'ai été surpris de son état satisfaisant.

Agréez, etc.

DUBREUIL,
Professeur d'Anatomie à Montpellier.

Lyon, le 15 décembre 1846.

Monsieur et très-honoré Confrère,

Le beau succès que vous avez obtenu sur le jeune homme auquel vous avez pratiqué une double amputation de la jambe est digne d'être publié ; il encouragera les praticiens à tenter, dans des cas nécessairement mortels, si le mal est abandonné à lui-même, la méthode hardie à laquelle votre malade doit l'existence.

M. Gensoul a pratiqué également une fois avec succès l'amputation des deux jambes à un malheureux dont ces parties avaient été broyées par la chute d'une pierre très-pesante.

Pour moi, je n'ai jamais pratiqué l'amputation de deux jambes, mais si j'étais appelé à traiter un cas semblable à celui que vous me faites connaître, je n'hésiterai pas à imiter votre conduite.

Veuillez agréer, etc.

BONNET,
Professeur de clinique chirurgicale à Lyon.

Paris, le 15 janvier 1847.

Mon cher et honoré Confrère,

. . . . A ces deux adhésions si importantes, je n'hésiterai pas à ajouter la mienne. J'ai eu à pratiquer à la fois l'amputation du bras droit et de la jambe droite, le 17 mai 1844, à Mme Barbaran, âgée de soixante-deux ans, qui avait eu ses membres écrasés par les roues d'un haquet pesamment chargé. Je fus assisté dans cette double opération par mes excellents confrères MM. Boniface, Legras et Sabatier ; la plaie résultant de l'amputation du bras se réunit presque par première intention ; celle de la jambe, au contraire, fut prise deux jours après d'une gangrène qui dévasta les téguments, ce qui n'empêcha pas, à la longue, la cicatrice de se faire d'une manière très-solide. Mme Barbaran vit encore aujourd'hui, et jouit d'une excellente santé.

Toutefois je ne voudrais agir ainsi que pour les amputations traumatiques. Il y a quelques années, M. Velpeau a amputé successivement les deux mains à un jeune homme de vingt-huit ans, qui la réclamait avec instance pour deux ankiloses anciennes et irrémédiables. M. Jobert de Lamballe a fait de même sur un jeune homme de vingt-quatre ans, deux amputations successives pour deux tumeurs blanches; et le succès a couronné ces quatre opérations. C'est là, à mon avis, la pratique la plus prudente, de telle sorte que j'établis une différence essentielle entre les amputations pour cause traumatique et les amputations pathologiques, et que, pour ces dernières, *seulement lorsqu'il s'agit de membres importants*, je m'écarterais des vues que vous émettez.

Recevez, etc.

MALGAIGNE ;
Professeur à la Faculté de médecine de Paris.

Paris, le 10 janvier 1847.

Mon cher Confrère ,

Permettez-moi d'abord de vous féliciter du brillant succès que vous avez obtenu sur le jeune amputé dont vous me parlez ; ensuite j'ajouterai que je crois, comme nos confrères que vous citez, que la double amputation de la jambe est une opération fort grave, mais cela ne m'empêche pas de reconnaître qu'elle a quelques chances de succès, si rares qu'elles soient, et je n'ai,

pour mon compte, jamais hésité à dire qu'il fallait la
pratiquer si un cas pressant la réclamait; du reste l'a-
blation me paraît meilleure, si elle est faite immédiatement des deux côtés, que si elle était faite en deux
fois et à des intervalles différents.

Je vous renouvelle mes compliments, mon cher confrère, d'avoir résolu la difficulté pratique par votre
heureuse hardiesse, et vous prie de recevoir l'assurance
de la parfaite considération de votre très-dévoué confrère.

BLANDIN,

Professeur à la Faculté de Médecine de Paris.

Montpellier, le 7 janvier 1847.

Mon cher Monsieur,

Je vois toujours avec un nouveau plaisir les succès
que vous avez dans votre pratique; je vous félicite surtout de celui que vous venez d'obtenir en amputant,
coup sur coup, les deux jambes à un jeune homme de
dix-neuf ans, dont les membres inférieurs avaient été
broyés par les roues d'une locomotive.

Quoique les faits de ce genre soient rares, ils ne
sont pas cependant sans exemple dans les annales de la
science; si mes souvenirs sont exacts, la pratique des
chirurgiens d'armée en offre quelques cas : du reste
lorsque les blessures sont assez graves pour nécessiter
le sacrifice des parties lésées, je ne vois pas pourquoi
on reculerait devant une double amputation : mieux
vaut, à mon avis, amputer coup sur coup les deux
membres, que d'attendre pour faire la seconde opération que les accidents causés par la première soient dissipés. Est-on d'ailleurs bien sûr que la seconde opération

5

pourra être faite; n'est-il pas à craindre en temporisant, que les accidents provoqués par la blessure même s'y opposent? Il doit en être de l'amputation de deux membres comme de celle d'un seul : si la nécessité de l'opération est bien démontrée, il faùt amputer au plutôt; telle est, du moins, mon opinion.

Vous me demandez s'il est à ma connaissance que Delpech ait fait, dans sa pratique, l'amputation de deux membres coup sur coup; je ne le pense pas. Je n'ai pas été mieux servi que Delpech par les circonstances; mais le cas échéant, je ferais sans hésiter ce que vous avez fait vous-même.

Recevez, etc.

SERRE,

Professeur de Clinique Chirurgicale, à la Faculté de
médecine de Montpellier.

King's College London, 16th January 1847.

Sir,

I have to acknowledge the honour which you have paid me by your letter of the 17th december last, and in answer have to state that I have on these different occasions seen amputations done on both limbs — one immediately after the other these cases are referred to in the second edition of my System of Practical Surgery. p. 117.

An old friend of mine and former pupil had a case requiring amputation in both legs and arranged to perform the operation on one limb while a friend of him operated on the other *at the same instant*. The patient bore the operations well. Possibly this new plan of inhaling's Ether may on the futur occasions prevent the occurence of shock in any surgical operation.

I have the honour to remain.

Your faithfully

Wm FERGUSSON.

Après cette digression sur les amputations doubles, je reprends le récit des observations qui doivent servir de base à la discussion sur les indications et les contre-indications de la *réunion immédiate*.

CINQUIÈME OBSERVATION

Ecrasement de l'articulation fémoro-tibiale droite.—Amputation de la cuisse.—Réunion immédiate.—Guérison le vingt-deuxième jour.—Fracture du fémur gauche.—Appareil de Sentin.

Dans les premiers jours du mois de novembre 1853, M. F., âgé de 28 ans, d'un tempérament sanguin, conduisait une charrette lourdement chargée, d'Arles à Bellegarde; ayant imprudemment sauté à terre pour modérer l'allure de ses chevaux, le malheur voulut que sa jambe droite passât au travers des rayons de la roue. Après avoir parcouru cinquante mètres dans une situation aussi affreuse, M. F. parvint à se dégager, en se jetant en avant; mais la roue de la charrette lui écrasa la jambe droite déjà mutilée par la traction qu'elle venait de subir.

M. F. fut immédiatement transporté à son domicile à Bellegarde. MM. les docteurs Lablache et Alric lui donnèrent les premiers soins; sur la demande de ces deux honorables confrères, je me rendis à Bellegarde, et voici dans quelle situation je trouvai le blessé:

Les parties molles étaient déchirées, ou plutôt broyées depuis le genou jusqu'à l'articulation tibio-tarsienne; les condyles du fémur, le tibia et le péroné, dans toute leur longueur, étaient brisés en éclats; la rotule avait été séparée, et était restée sur la route au moment de l'accident; tous les vaisseaux de la jambe étaient meurtris ou déchirés; les pulsations ne se faisaient plus sentir dans le pied; en outre, il existait une fracture du fémur gauche.

L'amputation de la cuisse droite était la seule voie de salut qui restât à ce malheureux; aussi elle fut acceptée à l'unanimité par mes confrères et par la famille de ce jeune homme. Mais dix heures s'écoulèrent sans qu'il nous fût possible de trouver le moment opportun de la pratiquer; l'état général était déplorable: M. F. était privé de sentiment et de mouvement; les artères tibiales ayant été déchirées, M. F. avait perdu presque tout son sang; de là, une excessive pâleur sur tout son corps; la peau était froide et recouverte d'une sueur abondante; le pouls était filiforme, presque insensible;

c'est à peine si on distinguait quelques faibles battements du cœur, etc.

Le soir, cet ensemble de phénomènes s'étant légèrement amendé par la médication tonique qui avait été employée, je me décidai, sur les instances réitérées de M. F. père, à pratiquer l'amputation de la cuisse au tiers supérieur, craignant, avec juste raison, que le fémur ne fût fêlé dans le tiers inférieur. Je fus assisté dans cette opération par MM. les docteurs Lablache et Alric, et par MM. Aubanel et Astier, pharmaciens.

L'amputation ne présenta rien de particulier dans son exécution ; le malade était plongé dans une insensibilité presque complète, et resta indifférent à tout ce qui se passait autour de lui ; je dois ajouter que l'emploi d'aucun moyen anesthésique ne vint à la pensée d'aucun de nous. Placé en dehors du membre, j'incisai circulairement la peau relevée par un aide, ainsi que les muscles superficiels ; ceux-ci rétractés, je fis la section de muscles profonds, j'appliquai la compresse fendue, et je terminai en sciant l'os : l'artère crurale, les musculaires superficielle et profonde, les perforantes ayant été liées avec soin, les lèvres de la plaie furent affrontées, un peu obliquement, au moyen de bandelettes de sparadrap. (*Potion tonique , bouillon, linges chauds appliqués d'une manière continue sur tout le corps.*)

Le lendemain, MM. Lablache et Alric m'informèrent que l'opéré avait repris connaissance ; je jugeai convenable d'appliquer immédiatement le bandage de Seutin pour contenir définitivement la fracture du fémur gauche déjà réduite la veille : le membre fut placé sur un double plan incliné avec une attelle à la partie antérieure.

Les suites de l'opération furent des plus heureuses ; le vingt-deuxième jour, la cicatrisation était complète, la *réunion immédiate* avait été obtenue sans suppuration de la plaie.

Quant à la fracture du fémur gauche, la levée définitive de l'appareil eut lieu le soixante-troisième jour, la consolidation était complète, et sans difformité : M. F. vit encore aujourd'hui ; j'ai quelquefois l'occasion de le voir ; les accidents terribles qu'il a éprouvés n'ont nullement altéré sa santé qui est excellente.

<hr>

SIXIÈME OBSERVATION.

Gangrène sèche ayant envahi successivement le pied droit, la jambe et la cuisse — Amputation de la cuisse. — Réunion immédiate. — Guérison le vingt-sixième jour.

<hr>

Le 15 décembre 1862, je fus appelé à Gallargues pour donner mon avis dans un cas de gangrène sèche ; voici les renseignements qui me furent fournis par MM. les docteurs Gachon et Raison :

François Vézian, âgé de soixante-dix ans, d'une constitution athlétique, ayant toujours joui d'une bonne santé, éprouva, au commencement du mois de septembre 1862, de l'engourdissement, du froid, de la pesanteur dans le pied et la jambe droits, avec diminution de la sensibilité; les mouvements devinrent bientôt difficiles et des douleurs cuisantes, vives, se manifestèrent dans le pied.

Un peu plus tard, une petite tache noire apparut sur le gros orteil; au niveau de cette tache l'épiderme était détaché et la peau, sur les côtés de la tache prit une couleur rouge-foncé. Ces symptômes alarmants furent combattus, mais sans succès, à l'aide d'un régime tonique et du quinquina à l'extérieur et à l'intérieur; malgré ce traitement, la maladie fit des progrès rapides, un gonflement violacé se manifesta sur le dos et la plante du pied, les orteils furent tous envahis et devinrent noirs et racornis; la gangrène se propagea successivement jusqu'à la jambe. C'est à ce moment que je vis le malade pour la première fois, le 15 décembre 1862: le pied, la jambe et le genou étaient entièrement sphacélés, les parties molles, noires, desséchées et racornies, présentaient au toucher une grande consistance; les douleurs vives que le malade avait éprouvées, sur cette partie du membre, avaient fait place à de l'engourdissement d'abord, et puis à une insensibilité absolue.

Il n'en était pas de même de la cuisse : dans cette région la peau et les tissus sous-jacents avaient un aspect noirâtre sur certains points, violacé sur d'autres, et exhalaient une odeur fétide, caractéristique. Le malade accusait, dans toute l'étendue de la cuisse, des douleurs atroces, parce que, sur ce point, les nerfs destinés au sentiment n'étaient pas encore comme à la jambe complètement désorganisés.

Comme il est facile de le comprendre, des désordres aussi graves dans la circulation, la sensibilité, la colorification, en un mot, la mortification des tissus constitutifs d'un membre, ne peuvent pas se développer sans amener une perturbation profonde dans toutes les fonctions de l'économie; aussi le pouls était fréquent et faible; la prostration extrême.

Le malade éprouvait des nausées et même des vomissements, le ventre était ballonné, les excrétions fétides, les urines rares et noirâtres, une sueur froide et visqueuse inondait tout le corps du malade, en proie à un délire intermit'ent.

Tous les rémèdes toniques, cordiaux, anti-septiques, anti-spasmodiques conseillés en pareil cas par les maîtres de l'art avaient été, ou étaient mis en usage sans aucun résultat. Après une longue délibération, et prenant en considération l'âge du malade, les causes de la gangrène, etc., nous décidâmes, mes confrères et moi, de renoncer à l'amputation de la cuisse, seule ressource qui fût indiquée ; cette opération nous paraissait offrir, du moins pour le moment, des chances de succès trop incertaines ; c'est dans ces dispositions que je quittai Gallargues le 19 décembre à 5 heures du soir.

Le malade lui-même, avec un courage stoï-que, assumant sur lui toute responsabilité, mit un terme à cette hésitation bien légitime. J'étais à peine de retour à Nimes, qu'un de ses fils vînt me prévenir que son père voulait absolument être opéré le lendemain. Faillait-il attendre que la gangrène fût bornée ? mais elle s'étendait déjà jusqu'au tiers supérieur de la cuisse ; faillait-il nonobstant ce principe général, auquel du reste Larrey a fait de nombreuses exceptions, fallait-il, dis-je, refuser à ce malheureux la seule chance de salut qui lui restait ?

Les succès obtenus par ce chirurgien recommandable, sur des vieillards faibles, quoique la gangrène ne fût pas encore limitée, tranchèrent la difficulté. En conséquence, le 20 décembre 1862, assisté de MM. les docteurs Raison, Mourgues et Gachon, je pratiquai l'amputation de la cuisse, par la méthode circulaire, au tiers supérieur, aussi loin que possible des parties mortifiées. L'artère crurale était ossifiée ; craignant qu'elle ne se rompît sous le fil, j'en fis la ligature *médiate* ; les autres artères donnèrent peu de sang, leur orifice était en partie oblitéré par des caillots parfaitement distincts ; les lèvres de la plaie furent réunies par première

intention ; le malade fut soumis à un régime tonique, et le vingt-sixième jour la cicatrisation était
complète, sans qu'il fût survenu le moindre accident. François Vézian vit encore aujourd'hui,
et tout fait espérer qu'il atteindra un âge avancé.

SEPTIÈME OBSERVATION.

**Symptômes de Phthisie. — Broiement de la jambe droite par
les roues d'une locomotive. — Amputation au lieu d'élection.
Réunion médiate. — Guérison le cinquante-deuxième jour.**

Jusqu'à présent les opérés dont je viens de
rapporter l'histoire, étaient, pour la plupart,
jeunes, forts, vigoureux, l'organisme était libre
de complications viscérales ; c'est en pleine santé
qu'ils avaient été saisis par des accidents affreux.
Nous allons voir une série d'opérations dans lesquelles, ceux qui les ont subies étaient épuisés
par de longues souffrances, par le vice scrophu-
leux, par des caries, par des suppurations inter-
minables ou qui étaient atteints de lésions orga-
niques graves : nous aurons, par conséquent, à
suivre ces opérés longtemps après leur guérison.

B....., âgé de cinquante-deux ans, d'une constitution faible, d'un tempérammment lymphatique,
employé comme manœuvre dans la compagnie
des chemins de fer du Gard, toussait et crachait
beaucoup depuis plusieurs années, surtout à l'ap-

parition de l'hiver. Il avait habituellement la respiration courte, et s'essoufflait facilement par l'exercice auquel il était soumis. Plusieurs fois il avait éprouvé des hémoptysies inquiétantes; cependant, bon serviteur, plein de zèle et de bonne volonté, il vaquait, de jour et de nuit, à un service très-pénible qui consistait à décrocher des wagons aussitôt qu'ils arrivaient en gare.

C'est en remplissant ces fonctions que le 2 avril 1849, sa jambe droite se trouva prise sous les roues d'une locomotive et fut broyée jusqu'au tiers supérieur, le pied, sur lequel le boudin de la roue avait porté était séparé du membre.

L'amputation de la jambe au lieu d'élection fut immédiatement pratiquée ; les symptômes de phthisie, qui s'étaient manifestés depuis long-temps, ne me parurent pas contre-indiquer absolument cette opération qui était, du reste, inévitable ; cependant cette complication viscérale m'inspira des craintes sérieuses sur les résulats de l'opération. Ayant soigné ce malade pendant plusieurs années, j'étais convaincu qu'il existait des tubercules non-seulement dans les poumons, mais encore dans les parois des intestins; la diarrhée colliquative dont il avait été plusieurs fois atteint, me l'avaient démontré jusqu'à la dernière évidence.

Pour ce motif, après la ligature des artères, je recouvris la plaie avec un linge fénétré, enduit de cérat, j'appliquais ensuite de la charpie, je mis par-dessus des compresses longuettes : toutes ces pièces d'appareil furent assujetties par des circulaires de bandes.

Une suppuration très-abondante s'établit le troisième jour ; le sujet n'en fut nullement affaibli ; les pansements furent réitérés tous les quatre jours ; la toux cessa complètement ainsi que l'hémoptysie : en un mot la phthisie pulmonaire fut suspendue dans sa marche ; la cicatrisation était complète le cinquante-deuxième jour. B.... put reprendre, après deux mois et demi, dans les ateliers du chemin de fer, des fonctions en rapport avec l'état de ses forces.

HUITIÈME OBSERVATION.

Ostéo-sarcome du tibia gauche. — Amputation de la cuisse. — Réunion médiate. — Guérison le cinquante-sixième jour.

Le 14 janvier 1856, je fus appelé à Milhaud pour pratiquer l'amputation de la cuisse, pour un ostéo-sarcome développé sur le tibia gauche. Les médecins qui donnaient depuis quatre ans des soins au malade qui désirait vivement l'opération, me donnèrent les renseignements suivants sur l'origine, la marche et les progrès de la tumeur énorme qui avait envahi la jambe gauche.

A..., d'un tempéramment bilioso-sanguin, âgé de trente-huit ans, né de parents sains et robustes, d'une stature moyenne et d'une constitution forte, éprouva, pendant l'hiver de 1852, des douleurs obtuses sur la crête du tibia gauche ; peu de temps après il se manifesta, sur ce même point, une tumeur dure, de la grosseur d'une noix ; en 1853 cette tumeur acquit le volume d'une orange et resta quelque temps stationnaire. A..., pouvait encore vaquer aux travaux des champs, et conduire sa charrette ; à la suite d'une chute, cette tumeur fit des progrès rapides, l'opium à l'intérieur et à l'extérieur, les applications sédatives furent inutilement mis en usage.

Les douleurs devinrent plus vives et plus profondes dans la jambe ; une tuméfaction considérable se manifesta ; l'engorgement envahit les parties molles du pied et de la jambe entière ; la peau s'ulcéra sur plusieurs points et, de ces ulcères, sortait un ichor fétide très-abondant. Pendant l'année 1855, les douleurs lancinantes, une fièvre lente, l'insomnie, une diarrhée colliquative, etc., minèrent insensiblement les forces du malade qui était arrivé, au moment où je le vis, à un état d'épuisement et de marasme qui faisait craindre une issue fatale.

L'amputation de la cuisse fut pratiquée le 15 janvier 1856, en présence de plusieurs de mes confrères (¹), au tiers inférieur, par la méthode ovalaire, et ne présenta aucune particularité digne

____

(1) MM. les docteurs Thérond, Aubanel et Miaulet.

d'être rapportée ; le malade, soumis aux inhalations éthérées, ne donna aucun signe de sensibilité. Dans un premier temps, la peau fut divisée et dissiquée ; dans un second temps, les muscles superficiels, les muscles profonds, et enfin, les fibres musculaires adhérentes à l'os furent coupés successivement ; les parties molles relevées par un aide, au moyen de la compresse fendue, pour les mettre à l'abri de l'action de la scie, le fémur fut promptement séparé ; les artères, ayant été liées avec soin, j'employai la *réunion médiate*, telle que je l'ai indiquée dans l'observation précédente.

L'opération une fois terminée, la tumeur fut examinée attentivement : dans sa plus grande dimension elle avait 68 centimètres de circonférence ; la peau était parsemée d'un grand nombre d'artères variqueuses ; sur trois points, il existait des ulcérations qui avaient donné lieu, pendant deux ans, à une suppuration abondante. Une incision transversale mit à découvert une vaste poche, contenant un liquide gélatineux et fétide ; du reste, les tissus étaient tous confondus et ne présentaient plus que l'aspect d'une masse cancéreuse, d'un gris sale ; le tissu osseux du tibia avait presque entièrement disparu ; dans l'étendue de 5 centimètres, cet os était réduit à une simple lame. Quant au tissu osseux du péroné, il était altéré dans toute sa longueur, mais à un moindre degré.

Les suites de l'opération furent des plus heureuses; une suppuration abondante, mais de bonne nature, s'établit le troisième jour. La cicatrisation suivit sa marche ordinaire, et le cinquante-sixième jour la cicatrice était complète.

Messieurs et chers Collègues,

La publication de ce Mémoire a été interrompue par un événement malheureux qui a bouleversé toute mon existence. Le 1er novembre 1865, j'ai eu la douleur de perdre mon fils, étudiant en médecine, âgé de vingt ans, sur lequel je fondais toutes mes espérances; dans quelques heures, que dis-je, dans quelques minutes, il a succombé sous mes yeux, à une paralysie générale instantanée.

Mon cœur est brisé! Il m'est impossible de continuer ce travail en ce moment. Me sera-t-il donné de le reprendre? Qui peut compter sur notre éphémère existence? Acceptez ces observations chirurgicales comme un témoignage de gratitude pour l'honneur que vous m'avez fait de m'admettre dans vos rangs, et recevez l'assurance de ma sympathique confraternité.

Nimes, le 10 janvier 1866.

G. BROUZET.

275

www.ingramcontent.com/pod-product-compliance
Ingram Content Group UK Ltd.
Pitfield, Milton Keynes, MK11 3LW, UK
UKHW021530080726
13613UKWH00008B/1544